Td 120
75

PUBLICATIONS DU PROGRÈS MÉDICAL

L'INFILTRATION URINEUSE

Mécanisme, Anatomie pathologique, Symptômes
Pronostic et Traitement

PAR

Le Dr Henri PICARD

PARIS

AUX BUREAUX DU
PROGRÈS MÉDICAL
des Carmes, 14

A. DELAHAYE & E. LECROSNIER
ÉDITEURS
Place de l'École de Médecine

1887

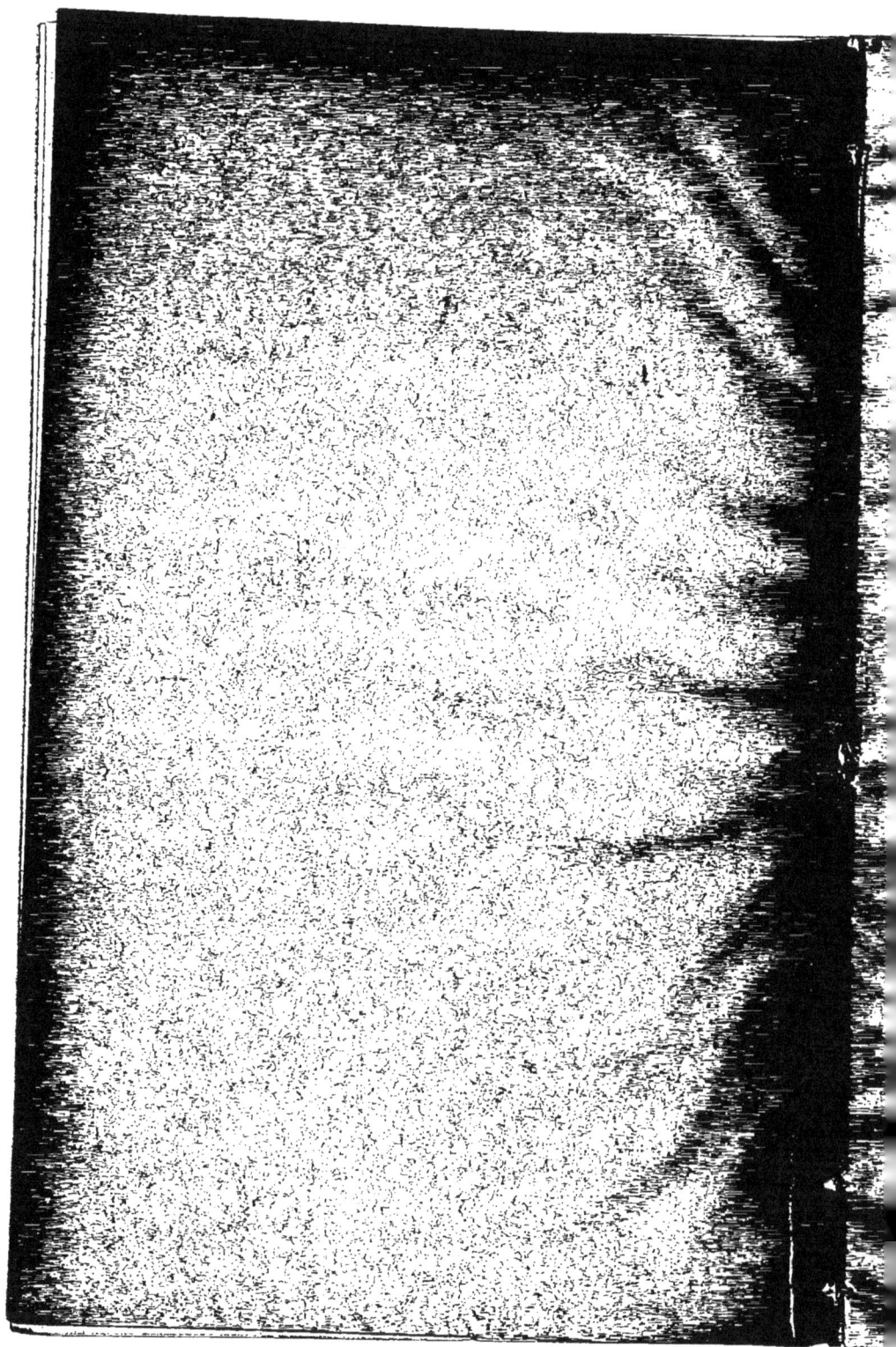

PUBLICATIONS DU *PROGRÈS MÉDICAL*

L'INFILTRATION URINEUSE

Mécanisme, Anatomie pathologique, Symptômes
Pronostic et Traitement

PAR

Le Dr Henri PICARD

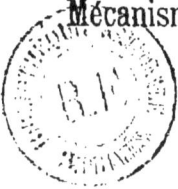

PARIS

AUX BUREAUX DU
PROGRÈS MÉDICAL
14, rue des Carmes, 14.

A. DELAHAYE & E. LECROSNIER
ÉDITEURS
Place de l'École de Médecine.

1887

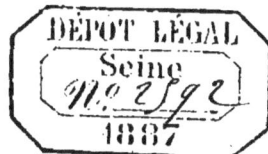

L'INFILTRATION URINEUSE

Mécanisme, Anatomie pathologique, Symptômes
Pronostic et Traitement

Pour que l'infiltration d'urine se produise, il faut que l'urèthre soit rompu par un traumatisme ou par l'urine, faisant effort pour passer au travers d'un rétrécissement trop étroit.

L'infiltration urineuse consécutive à un traumatisme se compliquant d'épanchement sanguin se présente avec des caractères spéciaux ; nous la laisserons de côté, ne nous occupant que de celle qui complique les rétrécissements.

Pour en comprendre le *mécanisme*, d'ailleurs fort simple, il *faut* considérer le rétrécissement, la vessie, la partie de l'urèthre qui les joint l'un à l'autre. Un *rétrécissement* confirmé devient d'autant plus étroit qu'il est plus ancien, parce que le tissu fibreux qui le constitue s'organisant chaque jour davantage, se serre de plus en plus et atrophie le tissu normal de l'urèthre qu'il fait disparaître. De son côté, la *vessie* rencontrant, pour expulser l'urine, un obstacle dont la résistance augmente tous les jours, se contracte avec d'autant plus d'énergie qu'elle éprouve plus de difficulté à le surmonter ; d'où résulte une hypertrophie de sa couche musculaire proportionnelle à l'étroitesse de la stricture. Mais, chose facile à comprendre, la portion de l'urèthre qui réunit la puissance qui résiste, c'est-à-dire le rétrécissement, à celle qui fait effort, la vessie, subit l'influence de ces deux forces opposées. Sa paroi inférieure se dilate sous la pression du flot urinaire, d'où les poches urineuses, et s'enflamme ensuite, comme on va le voir. En effet, après chaque miction, une petite quantité d'urine reste derrière le point rétréci ; la preuve, c'est que quelques minutes après avoir remis la verge dans son pantalon, le malade se sent mouillé par le liquide qui en sort. Or, cette urine stagnante s'altère, desquame la muqueuse qui tapisse la poche et l'enflamme. Sous l'influence de cette inflammation, cette muqueuse se ramollit, devient velvétique, fongueuse, et, par suite, friable et très facile à déchirer. Que les choses étant à ce point, le malade se livre à un excès quelconque, qu'il subisse un refroidissement, qu'il reste simplement longtemps assis, le rétrécissement va, pour ainsi dire, se boucher par suite d'un gonflement, suivant les uns, d'un spasme, suivant les autres, peut-être d'un simple bouchon épithélio-purulent. L'urine ne pouvant, dès lors, sortir que goutte à goutte, quelquefois même pas du tout, le malade se livre à des efforts d'autant plus énergiques qu'il est plus jeune, plus vigoureux, et doté d'une vessie plus hypertrophiée. Si, sous l'influence de la pression, le rétrécissement s'entr'ouvre, l'urine s'écoule et le malade est guéri. Dans le cas contraire, c'est la partie de l'urèthre située immédiatement en arrière du rétrécissement qui cède parce qu'elle est la plus faible : elle se rompt et l'urine passant par la rupture, l'infiltration est accomplie.

La longueur, la forme, la situation de la rupture, l'état des parties infiltrées, la marche de l'infiltration vont nous être fournis par *l'anatomie pathologique*. La rupture n'est pas transversale, comme on pourrait croire, mais allongée d'avant en arrière, longue d'un demi-centimètre à un centimètre et demi, rarement plus. Ordinairement large de trois à quatre millimètres, l'ouverture est, dans quelques cas très rares, énorme, parce que la rupture a amené une perte de substance qu'on a vu quelquefois entrainer la disparition complète du tissu cicatriciel formant le rétrécissement. Ses bords sont épais, irréguliers et souvent déchiquetés. La muqueuse circonvoisine est grise, noirâtre, ramollie, parfois détruite. La déchirure donne entrée dans un foyer anfractueux rempli d'un pus brunâtre, d'odeur urineuse et mélangé à des lambeaux de tissu cellulaire sphacélé. Ce n'est pas sur la ligne médiane, ni même directement sur la paroi inférieure de l'urèthre qu'a lieu la rupture, mais sur les côtés, là où le canal n'est plus renforcé par les corps caverneux.

Quant à la marche que suit l'urine au travers des tissus, il faut, pour s'en rendre compte, avoir présente à l'esprit la disposition des aponévroses du périnée. Enlevons donc, par la pensée, la peau et le tissu cellulaire sous-cutané de cette région, nous trouverons l'aponévrose superficielle qui s'insère à la lèvre externe des branches ascendantes de l'ischion et descendantes des pubis. En arrière, cette aponévrose se réfléchit derrière les muscles transverses pour s'unir au feuillet inférieur de l'aponévrose moyenne; en avant, elle va se perdre sur l'enveloppe propre de la verge, dont elle a longé la paroi inférieure. L'aponévrose superficielle enlevée découvre les muscles transverses du périnée, bulbo-caverneux recouvrant le bulbe et ischio-caverneux les corps caverneux. Si nous enlevons ces muscles à leur tour, nous arrivons sur l'aponévrose moyenne (ligament de Carcassonne ou triangulaire) qui s'insère sur les côtés à la lèvre interne des branches ascendantes de l'ischion et descendantes des pubis, en avant à l'angle pubien, et dont en arrière le feuillet inférieur va s'unir derrière les muscles transverses, à l'aponévrose superficielle. On voit donc que les deux aponévroses superficielle et moyenne limitent une loge (loge inférieure du périnée) fermée en arrière, du côté du rectum, ouverte en avant, du côté de la verge.

D'un autre côté, presque tous les rétrécissements d'origine inflammatoire ou traumatique siègent au niveau du bulbe qui est contenu, nous l'avons vu, dans la loge inférieure que nous venons d'étudier. Or, la rupture ayant presque toujours lieu immédiatement en arrière du rétrécissement, il en résulte que l'infiltration se fait presque toujours en avant de l'aponévrose moyenne dans la loge inférieure du périnée. L'urine ne pourra donc pas se répandre en arrière, grâce à la jonction des deux aponévroses, tandis qu'en avant rien n'arrêtera sa marche. Et, en effet, elle envahit le périnée et la verge qui se gonflent énormément. Arrivée à l'extrémité de ce dernier organe, elle suit un chemin rétrograde, inonde le tissu cellulaire des bourses, gagne celui des pubis, de la paroi abdominale, des parois latérales de la poitrine et monte quelquefois jusqu'aux omoplates et aux aisselles. La partie supérieure des cuisses est souvent préservée par l'adhérence de la peau au ligament de Falloppe. Cependant, quand la paroi abdominale est largement envahie, on voit l'urine doubler l'épine iliaque antérieure et supérieure, gagner les fesses et par là la partie interne et supérieure des cuisses. Une fois là, rien ne l'empêche de descendre jusqu'aux genoux. Toutefois, la marche que nous venons de décrire n'est pas absolue. L'urèthre, en effet, dans quelques cas très rares, se rompt au niveau des bourses et de la portion libre de la verge. Le gonflement de ces organes est alors beaucoup plus rapide que dans le cas précédent et le périnée étant généralement épargné, les désordres sont d'ordinaire moins graves. D'un autre côté, quand l'infiltration est lente, elle frappe de gangrène le tissu fibreux lui-même, en sorte qu'il ne peut s'opposer à son passage et que, dès lors, l'infiltration n'a plus une marche aussi régulière.

Les individus atteints d'infiltration urineuse présentent des *symptômes subjectifs et objectifs.* Jeunes, en général, parce que les rétrécissements, cause de la rupture, sont ordinairement le triste privilège de la jeunesse et de l'âge mûr, ils vous racontent qu'éprouvant depuis longtemps des difficultés plus ou moins grandes pour uriner, ils ont été pris, à la suite d'une des causes occasionnelles énumérées plus haut, d'une rétention complète et que, sous l'influence des efforts pour satisfaire leur besoin, ils ont vu leur ventre s'affaisser et ont éprouvé une sensation de déchirure et un soulagement immédiat sans avoir rendu d'urine. Quelquefois un frisson assez léger annonce l'irruption de l'urine dans les tissus; mais souvent aux efforts et aux angoisses de tout à l'heure a succédé un calme tel que le malade a pu parfois s'endormir, sommeil trompeur auquel le praticien ne se laissera pas prendre. Du reste, ce bien-être succédant à l'agitation du début, n'est pas de longue durée. Un frisson, beaucoup plus intense que le premier, fait trembler le malade qui est glacé et qu'on ne parvient à réchauffer qu'avec les plus grandes difficultés. La coloration du visage, la céphalalgie annoncent la réaction et la fin de la crise qui se juge par des sueurs profuses et d'odeur urineuse. S'il n'y a pas intervention, la gangrène amène l'adynamie, précurseur de la mort. Au bout de quelques jours, la fièvre, devenue continue, se caractérise par une suite de frissons plus rapprochés et moins accentués, paraissant dépendre bien plus du phlegmon diffus que de l'empoisonnement urineux. On doit alors craindre la pyohémie.

Avec ces symptômes subjectifs et généraux, on observe des symptômes locaux tout à fait caractéristiques. C'est d'abord une tumeur périnéale aplatie, transversale ou longitudinale, empiétant sur les bourses qui peuvent elles-mêmes devenir grosses comme la tête d'un fœtus à terme ou d'un adulte. La verge et le prépuce sont œdématiés, les aines, le pubis et la partie supérieure des cuisses tendus et gonflés. Il existe alors un œdème, analogue à celui de l'anasarque, mou, non douloureux à la pression, dont il garde l'empreinte;

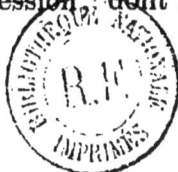

et une fluctuation profonde facile à sentir par la palpa-
tion. Bientôt la peau, qui avait conservé sa coloration
normale, s'enflamme, rougit, devient dure et doulou-
reuse. Ensuite elle se couvre, par place, de taches rouge
pâle, puis cuivrées et enfin noirâtres, plus foncées au
centre qu'à la circonférence. Ces taches, plus ou moins
étendues, à contours irréguliers, tendent à se confondre
les unes avec les autres. La pression y fait sentir de la
crépitation produite par des gaz développés dans le tissu
cellulaire. Sous quelques-unes de ces taches, il se forme
des phlyctènes remplies d'un liquide sanieux et brunâtre.
Si on les déchire, on aperçoit au fond le derme rouge
foncé, noirâtre et insensible.

Pour donner de l'infiltration *un pronostic* exact, il
faut tenir compte de la quantité et de la qualité de l'urine
infiltrée, de la force avec laquelle elle a été lancée dans
les tissus et enfin des conditions dans lesquelles se trou-
vait le malade lui-même. La quantité d'urine infiltrée
offre, au point de vue du pronostic, une très grande
importance, parce que plus étendues sont les parties
envahies, plus est vaste l'espace dans lequel le tissu
cellulaire cesse de vivre. A quantité égale, il est certain
qu'une urine très dense, très chargée de sels, sera plus
nuisible qu'une urine normale, mais beaucoup moins,
cependant, qu'une urine ammoniacale qui, outre sa
quantité, agira par ses qualités septiques intrinsèques.
Si à la quantité s'ajoute la force de projection, on aura
du côté des voies urinaires toutes les conditions d'un
pronostic grave. C'est qu'en effet un courant rapide dé-
chirera, dissociera les mailles du tissu cellulaire, dila-
cérera, bien plus sûrement, les vaisseaux auxquels il
sert de support et privera, par conséquent, les tissus de
leur nutrition. Ai-je besoin d'ajouter que les désordres
précédemment décrits seront d'autant moins bien sup-
portés que l'individu sera plus vieux, plus épuisé par la
fatigue, les excès ou les souffrances d'un état pathologique antérieur. Toutefois, d'une manière générale, on

peut l'affirmer, car l'observation en est la preuve, une infiltration urineuse prise à temps n'offre pas un pronostic très grave, et, si quelque phénomène surprend, c'est, comme on l'a dit, la force de la nature qui parvient à réparer et à recouvrir la vaste étendue de tissu que le sphacèle avait détruite et laissé découverte.

Le traitement de l'infiltration urineuse doit poursuivre un double but : 1° *l'évacuation de l'urine*; 2° le *rétablissement du canal. L'évacuation de l'urine* doit se faire, comme l'a enseigné Flaubert (de Rouen), au moyen d'*une incision périnéale unique et médiane*, incision qu'on pourrait dire *maîtresse*. Le malade étant placé comme pour l'opération de la taille périnéale, on la commence sur les bourses en empiétant sur elles de deux centimètres environ et maintenant le bistouri exactement sur le raphé, on la termine à un centimètre en avant de l'anus. On doit couper la peau, le tissu cellulaire sous-cutané, l'aponévrose superficielle. Le tissu cellulaire, remarque importante, étant imprégné d'une grande quantité d'urine, on pourrait croire être arrivé sur le foyer, mais il n'en est rien. Celui-ci s'étant creusé dans la loge inférieure du périnée se trouve, par conséquent, au-dessus de l'aponévrose superficielle qu'il faut nécessairement traverser pour pénétrer jusqu'à lui. L'aponévrose superficielle incisée, on quitte le bistouri et, soit avec la sonde cannelée, soit avec le doigt on déchire les tissus jusqu'à ce qu'on entre dans l'intérieur de la poche, ce dont on est averti par la sortie d'un flot d'urine mélangé de pus qui inonde la main de l'opérateur et l'alèze sur laquelle le malade repose. J'insiste sur cette incision médiane, parce que l'infiltration bombant surtout d'un côté ou de l'autre du raphé, on pourrait être tenté d'ouvrir directement sur la tumeur ; faute opératoire dont les conséquences pourraient être graves, car le bistouri risquerait fort de rencontrer les artères superficielles du périnée dont la ligature, au milieu de tissus imprégnés

d'urine, offrirait les plus grandes difficultés. Sur le raphé rien de semblable à redouter. On ne touchera pas non
plus le bulbe, car quoique placé sur la ligne médiane au-
dessus de l'aponévrose superficielle, il en sera d'autant
plus éloigné et, par cela même aussi, d'autant mieux
préservé de l'action du bistouri, que le foyer sera plus
distendu. Tout n'est pas terminé avec l'évacuation du
foyer, et des incisions secondaires *adjuvantes* doivent
ouvrir un passage à l'urine dans toutes les régions où elle
s'est répandue. Sur le scrotum, on en fera, autant qu'il
sera nécessaire, longues d'un à deux centimètres de chaque côté du raphé et ne pénétrant pas au delà du tissu cellulaire. Sur la verge, les incisions ne devront pas dé-
passer un centimètre et s'arrêteront à l'enveloppe fibreuse de l'organe. Sur le pubis, les parois abdominale
ou pectorale moins de précautions seront nécessaires
pour la longueur et la profondeur. Ces incisions, on les
pratiquera d'abord sur les parties sphacélées, puis
rouges ou simplement œdématiées, à la jonction des
parties saines et malades. Dans les cas où la rupture
s'est produite au niveau des bourses, il ne faut pas hé-
siter à inciser sur leur raphé et, au besoin, à les sépa-
rer l'une de l'autre jusqu'à ce qu'on ait atteint le foyer.
De même, si cette rupture s'était produite au niveau de
la portion libre de l'urèthre, on devrait traverser sans
crainte avec le bistouri son enveloppe fibreuse pour
parvenir jusqu'au foyer. Par leurs orifices sort une
urine fétide mélangée à du pus sanieux, à des lambeaux
de tissu cellulaire mortifié et de peau sphacélée dont
on pourra aider l'expulsion en comprimant doucement
les parties. On pansera ces vastes pertes de substance
avec l'acide phénique, en se servant toutefois d'une solution très étendue sous peine de provoquer des acci-
dents toxiques. L'iodoforme pulvérisé ou encore mieux
la gaze iodoformée plus ou moins souvent renouvelée est
assurément préférable. On s'est servi aussi, dans ces cir-
constances, d'une solution de chloral à deux ou trois

pour cent ; mais une solution d'acide borique ou de salicylate de soude atteindrait aussi bien le but. Sous l'influence de ce traitement, les plaies se détergent et les bourgeons charnus ne tardent point à apparaître, les rétrécissant chaque jour davantage. Au bout de quinze jours au moins et d'un mois au plus, on doit songer à rétablir le canal en lui rendant son calibre. Pourquoi pas plus tôt? Parce que, l'expérience l'a prouvé, si on touche l'urèthre avant que les désordres causés par l'urine ne soient disparus on provoque des frissons, de la fièvre et quelquefois de la septicémie ou même de l'infection purulente. Quant à la méthode même qui doit rendre au canal son calibre normal, c'est au tact du chirurgien de choisir entre la dilatation temporaire progressive et l'uréthrotomie interne. Mais s'il est résolu et judicieux de beaux succès, des guérisons inespérées récompenseront ses efforts.

Nous avons envisagé l'infiltration urineuse telle qu'elle se fait et se conduit dans la loge inférieure du périnée. C'est sa marche ordinaire. Mais ne peut-elle se faire dans la loge supérieure? Évidemment oui. Pourquoi? Parce que certains rétrécissements traumatiques rares, résultant d'une dissociation des symphyses ou d'une fracture du bassin occupent la région membraneuse. Comme ces rétrécissements siègent en arrière de l'aponévrose moyenne, il en résulte que l'infiltration dont ils sont l'origine a lieu dans la loge supérieure. Le mécanisme en est, d'ailleurs, le même, mais la marche bien différente. Rencontrant l'aponévrose moyenne en avant, l'urine ne peut s'avancer du côté du périnée. Elle ne peut non plus gagner du côté du bassin, parce qu'à défaut de l'aponévrose pelvienne supérieure, la pesanteur s'y oppose. Une seule voie lui étant ouverte en arrière, elle se répand sur les côtés du rectum pour tomber dans les fosses ischio-rectales et inonder le tissu cellulaire sous-cutané de la marge de l'anus, dans lequel le bistouri

doit aller la chercher. Enfin, dans quelques cas heureu-
sement exceptionnels, car ils sont très graves, on a vu
l'urine gagner les fosses iliaques et le tissu cellulaire
sous-péritonéal jusqu'à une très grande hauteur le long
de la colonne vertébrale (Voillemier).

On comprend combien cette marche insolite augmente la difficulté du traitement. L'aspiration pourrait
être utile, mais la difficulté de faire pénétrer l'aiguille
exactement sur le foyer en rendra l'application bien in-
certaine. L'incision des fosses iliaques, assurément plus
efficace au point de vue de l'évacuation urinaire, offrirait le grave danger d'ouvrir le péritoine pour y laisser
pénétrer un liquide septique. Le mieux, dans ces cir-
constances, serait, assurément, d'ouvrir la paroi abdominale postérieure au moyen d'une incision qui suivrait
le bord externe de la masse sacro-lombaire et s'éten-
drait, au besoin, du bord inférieur des fausses-côtes à la
crête iliaque. De cette façon, on ouvrirait, en arrière du
péritoine, un chemin pénétrant jusqu'aux parties inon-
dées par l'urine et permettant de les évacuer avec une
sécurité relative et toute l'efficacité possible en pareil
cas.

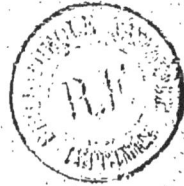

PARIS. — IMP. V. GOUPY ET JOURDAN, 71, RUE DE RENNES

298

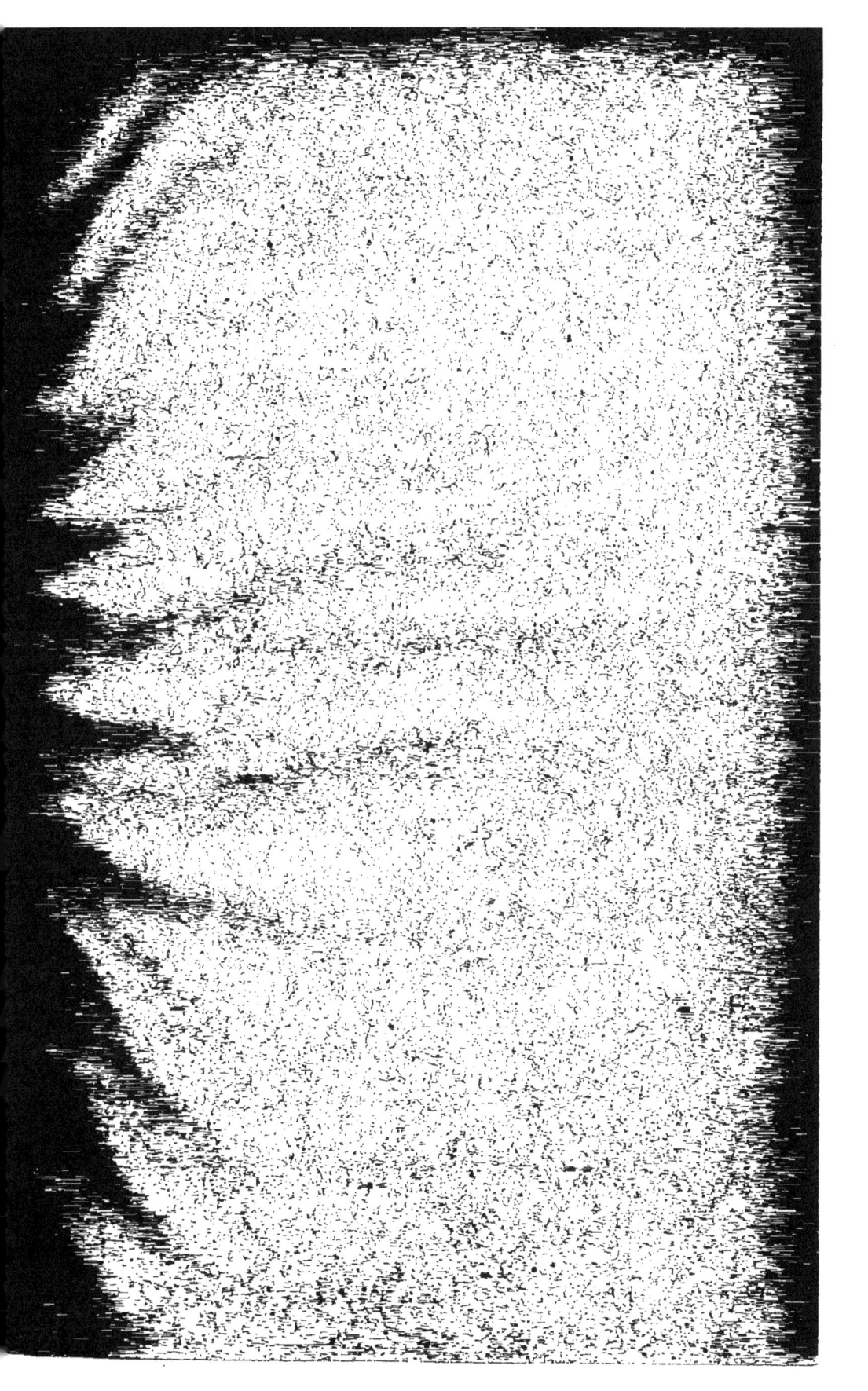

EN VENTE

CHEZ J.-B. BAILLIÈRE, LIBRAIRE-ÉDITEUR

19, RUE HAUTEFEUILLE

DU MÊME AUTEUR

Traité des Maladies de la Prostate

1 volume in-8°, 400 pages, avec 83 figures (Paris, 1877). 8 fr.

Traité des Maladies de l'Urèthre

1 vol. in-8°, 600 pages, avec 105 figures (Paris 1877). 8 fr.

Traité des Maladies de la Vessie et de l'affection calculeuse

1 vol. in-8°, 634 pages, avec 184 figures (Paris, 1879). 8 fr.

PARIS. — IMP. V. GOUPY ET JOURDAN, RUE DE RENNES, 71.

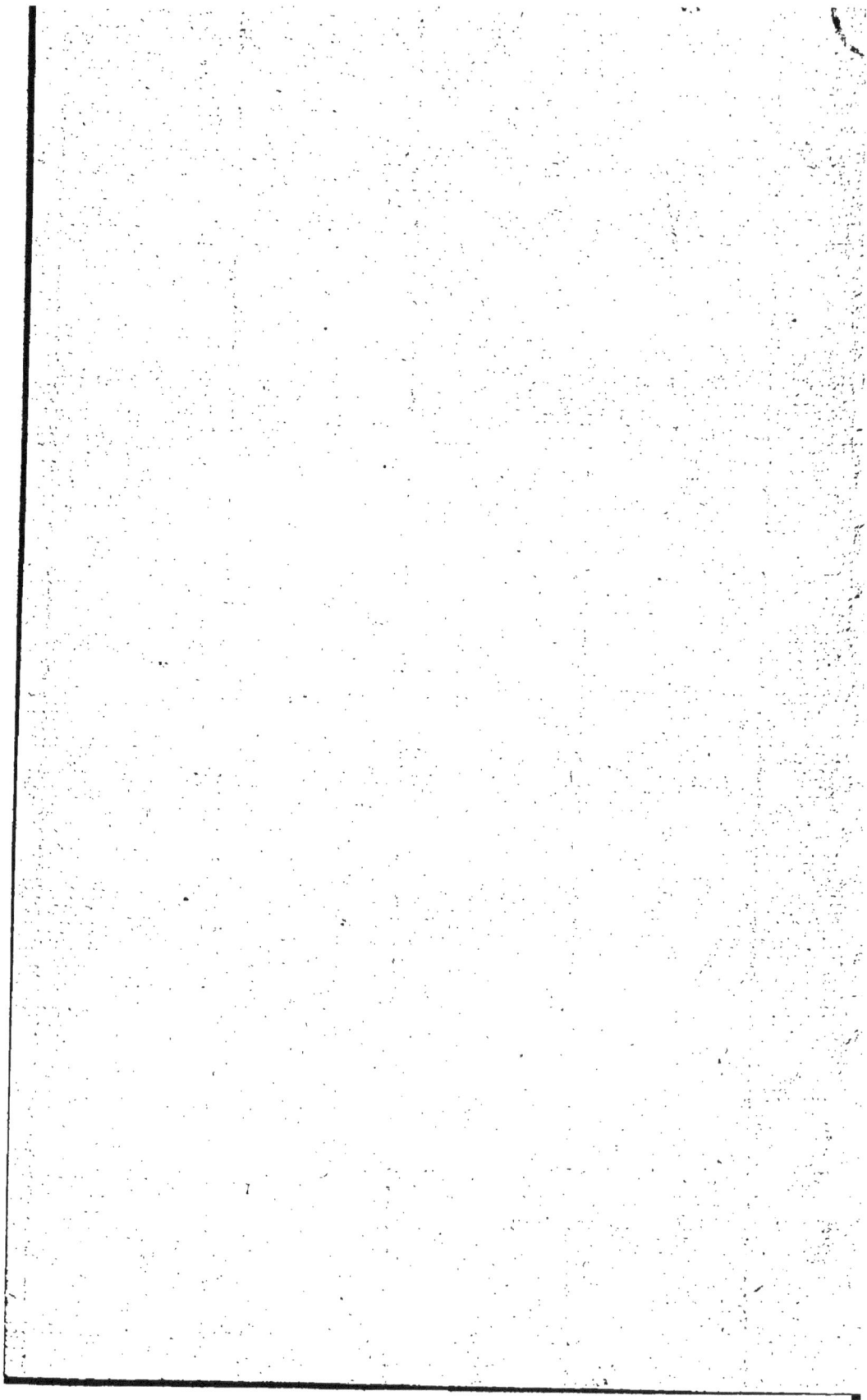